Yoga sur chaise pour perdre du poids

Le guide ultime pour perdre du poids, stimuler le métabolisme et améliorer la vitalité grâce à des exercices assis doux

Janet Forger

ou conservé sans l'approbation de
l'éditeur ou du créateur.

Vous trouverez ci-dessous le code QR
d'un livre sur les recettes de jus
amaigrissants pour vous aider dans
votre parcours de perte de poids et
votre métabolisme.

Scannez pour obtenir une copie

Table des matières

Concentration sur la tonification musculaire

Conclusion

Introduction au yoga sur chaise

Le yoga sur chaise est une forme douce de yoga qui se pratique assis sur une chaise ou en utilisant une chaise comme support. Il est conçu pour rendre le yoga accessible aux personnes qui peuvent avoir des difficultés avec les poses de yoga traditionnelles en raison de leur âge, de problèmes de mobilité, de blessures ou d'autres limitations physiques.

Voici un aperçu complet des bases du yoga sur chaise :

Accessibilité: Le yoga sur chaise élimine le besoin de s'allonger sur le sol, le rendant accessible à un large éventail de personnes, notamment les personnes âgées, les personnes handicapées, les femmes enceintes et celles qui se remettent d'une blessure.

Adaptabilité : Les poses de yoga sur chaise peuvent être facilement adaptées pour répondre aux besoins et aux capacités de chaque pratiquant. Cette adaptabilité permet des modifications adaptées à différents niveaux de flexibilité, de force et de mobilité.

Soutien et stabilité: La chaise offre soutien et stabilité, permettant aux praticiens d'effectuer des poses de yoga en toute sécurité sans craindre de perdre l'équilibre ou de fatiguer les articulations. Cela rend le yoga sur chaise idéal pour les débutants ou ceux qui ont des problèmes d'équilibre.

Connexion corps-esprit: Comme le yoga traditionnel, le yoga sur chaise met l'accent sur le lien entre la respiration et le mouvement. Les praticiens sont encouragés à se concentrer sur leur respiration et à cultiver la pleine conscience tout au long de la pratique, favorisant ainsi la relaxation et le soulagement du stress.

Améliore la flexibilité et la force: Même si vous êtes assis, le yoga sur chaise peut aider à améliorer la flexibilité, la mobilité et la force. Grâce à des exercices d'étirement et de renforcement doux, les praticiens peuvent augmenter l'amplitude des mouvements, développer le tonus musculaire et améliorer la fonction physique globale.

Favorise la circulation et la santé des articulations: Les mouvements doux et les étirements du yoga sur chaise aident à stimuler la circulation sanguine, favorisant une meilleure circulation et aidant à la lubrification des articulations. Cela peut soulager la raideur, réduire la douleur et améliorer la santé des articulations au fil du temps.

Améliore le bien-être mental: Le yoga sur chaise intègre des techniques de relaxation, telles que la respiration profonde et la méditation, qui peuvent aider à calmer l'esprit, à réduire l'anxiété et à améliorer la clarté mentale. Il propose une approche holistique du bien-être, abordant à la fois la santé physique et mentale.

Praticité et commodité: Le yoga sur chaise peut être pratiqué pratiquement n'importe où – à la maison, au bureau ou même en voyage. La commodité de pouvoir pratiquer sans équipement spécialisé ni grand espace facilite son intégration dans la vie quotidienne.

Dans l'ensemble, le yoga sur chaise offre un moyen doux mais efficace de découvrir les nombreux bienfaits du yoga tout en tenant compte des besoins et des limites de chacun. Il permet aux individus d'améliorer leur santé et leur bien-être général, quel que soit leur âge ou leur condition physique.

Avantages du yoga sur chaise

Le yoga sur chaise offre de nombreux bienfaits pour le bien-être physique et mental. Voici quelques-uns des principaux avantages :

1. Flexibilité améliorée : le yoga sur chaise aide à augmenter la flexibilité en étirant doucement les muscles et les articulations, ce qui facilite les mouvements et l'exécution des activités quotidiennes.

2. Force améliorée : Les différentes poses et exercices de yoga sur chaise aident à renforcer les muscles de tout le corps, y compris le tronc, les bras, les jambes et le

dos, conduisant à une stabilité et un équilibre améliorés.

3. Meilleure posture : la pratique du yoga sur chaise peut aider à améliorer la posture en encourageant un bon alignement de la colonne vertébrale et en favorisant la prise de conscience du positionnement du corps.

4. Augmentation de la circulation : le yoga sur chaise intègre des mouvements doux et des étirements qui aident à stimuler la circulation sanguine, améliorant ainsi la circulation et l'oxygénation des tissus dans tout le corps.

5. Santé des articulations : La nature à faible impact du yoga sur chaise le rend adapté aux personnes souffrant de problèmes articulaires ou d'arthrite. Une pratique régulière peut aider à lubrifier les articulations, à réduire la raideur et à soulager la douleur associée à des affections telles que l'arthrose et la polyarthrite rhumatoïde.

6. Réduction du stress : Le yoga sur chaise comprend des techniques de relaxation telles que la respiration profonde, la pleine conscience et la méditation, qui peuvent aider à réduire le stress, l'anxiété et les niveaux de tension, favorisant ainsi

une sensation de calme et de relaxation.

7. Clarté mentale améliorée : la pratique du yoga sur chaise peut améliorer la clarté mentale, la concentration et la concentration en favorisant la pleine conscience et la relaxation, conduisant à une plus grande vigilance mentale et à une plus grande fonction cognitive.

8. Humeur améliorée : S'engager dans le yoga sur chaise libère des endorphines, les hormones naturelles du bien-être du corps, qui peuvent aider à améliorer l'humeur et le bien-être émotionnel, à réduire les

sentiments de dépression et à améliorer le bonheur général.

9. Qualité du sommeil améliorée : La pratique régulière du yoga sur chaise peut améliorer la qualité du sommeil en favorisant la relaxation, en réduisant le stress et en atténuant les tensions musculaires, conduisant à un meilleur repos et un meilleur rajeunissement.

10. Accessible à tous : Le yoga sur chaise est accessible aux personnes de tous âges et de tous niveaux de condition physique, y compris les personnes âgées, les personnes handicapées, les femmes enceintes et celles qui se remettent d'une

blessure. Il peut être modifié en fonction des besoins et des limites de chacun, ce qui en fait une forme d'exercice sûre et inclusive.

Dans l'ensemble, le yoga sur chaise offre une approche holistique de la santé et du bien-être, abordant à la fois les aspects physiques et mentaux pour promouvoir la vitalité et la qualité de vie globales.

Le yoga sur chaise peut-il tout brûler ?

Les exercices de yoga sur chaise peuvent contribuer indirectement à la perte de poids en favorisant l'activité physique globale, en améliorant le tonus musculaire, en améliorant la flexibilité et en stimulant le métabolisme. Bien que le yoga sur chaise ne brûle pas autant de calories que les entraînements cardio de haute intensité, il peut néanmoins constituer un élément précieux d'un programme de perte de poids en :

1. Augmentation de la dépense calorique : Même si le yoga sur

chaise ne brûle pas autant de calories que les formes d'exercices plus vigoureuses, il peut néanmoins contribuer à la dépense calorique globale, en particulier lorsqu'il est pratiqué de manière constante au fil du temps.

2. Développement musculaire : De nombreux exercices de yoga sur chaise se concentrent sur la tonification et le renforcement de divers groupes musculaires, ce qui peut augmenter la masse musculaire maigre. Le tissu musculaire brûle plus de calories que le tissu adipeux, même au repos. L'augmentation de la masse musculaire peut donc contribuer à

stimuler le métabolisme et la
dépense calorique.

3. Améliorer le métabolisme : Une
activité physique régulière, y
compris le yoga sur chaise, peut
aider à améliorer le métabolisme
en augmentant la dépense
énergétique du corps pendant et
après l'exercice. Cela peut aider à
la gestion du poids et soutenir les
efforts de perte de graisse.

4. Améliorer la pleine conscience
et les habitudes alimentaires : Le
yoga sur chaise favorise la pleine
conscience et la réduction du stress
grâce à des techniques de
relaxation telles que la respiration
profonde et la méditation. En

réduisant le stress et en favorisant la conscience du corps et de l'esprit, il peut aider les individus à faire des choix alimentaires plus sains et à développer de meilleures habitudes alimentaires, essentielles à la perte de poids.

5. Favoriser la santé globale : Le yoga sur chaise contribue au bien-être physique et mental général, ce qui est crucial pour maintenir un poids santé. En réduisant le stress, en améliorant la qualité du sommeil et en améliorant l'humeur, le yoga sur chaise peut indirectement soutenir les efforts de perte de poids en favorisant un mode de vie équilibré.

Bien que le yoga sur chaise à lui seul ne conduise pas à une perte de poids significative par rapport à des formes d'exercices plus vigoureuses, son intégration dans un plan complet de perte de poids comprenant une alimentation équilibrée et d'autres formes d'activité physique peut être bénéfique. De plus, le yoga sur chaise est accessible aux personnes ayant différents niveaux de forme physique et peut servir d'introduction douce à l'exercice pour ceux qui débutent dans le fitness ou qui ont des limitations de mobilité.

Exercices de yoga sur chaise

Tutoriel sur la torsion de la colonne vertébrale sur chaise

1. Asseyez-vous droit: Commencez par vous asseoir bien droit sur une chaise solide, les pieds à plat sur le sol, écartés à la largeur des hanches. Assurez-vous que votre colonne vertébrale est droite, que vos épaules sont détendues et que votre menton est parallèle au sol.

2. Engagez votre cœur: Engagez vos muscles abdominaux en tirant doucement votre nombril vers votre colonne vertébrale. Cela aidera à stabiliser votre torse pendant la torsion.

3. Inspirez : Pendant que vous inspirez, allongez votre colonne vertébrale et soulevez le sommet de votre tête pour créer un espace entre chaque vertèbre.

4. Expirez et tournez : lors d'une expiration, faites pivoter lentement votre torse vers la droite, en amenant votre main gauche vers l'extérieur de votre genou ou de votre cuisse droite et votre main droite vers le dossier de la chaise. Gardez les deux hanches au sol sur la chaise et évitez de trop vous tordre ou de forcer le mouvement.

5. Maintenez la torsion : Maintenez la torsion pendant 3 à 5 respirations, en continuant à allonger votre colonne vertébrale à chaque inspiration et en approfondissant légèrement la torsion à chaque expiration.

6. Inspirez au centre : lors d'une inspiration, relâchez doucement la torsion et revenez au centre, assis droit, la colonne vertébrale neutre.

7. Répétez de l'autre côté : répétez la torsion du côté opposé, en tournant vers la gauche. N'oubliez pas d'engager votre tronc, d'allonger votre colonne vertébrale et d'éviter tout inconfort ou tension.

Temps pris: La torsion vertébrale de la chaise peut être maintenue pendant 3 à 5 respirations de chaque côté, ou plus longtemps si vous le souhaitez. Une séance complète de yoga sur chaise, comprenant plusieurs poses et exercices, dure généralement 15 à 30 minutes en fonction des préférences individuelles et des contraintes de temps.

Avantages pour la santé

- Mobilité vertébrale : La torsion vertébrale sur chaise contribue à améliorer la mobilité vertébrale en étirant et en mobilisant doucement les muscles et les tissus conjonctifs le long de la colonne vertébrale.

- Santé digestive : des poses de torsion comme la torsion de la colonne vertébrale sur chaise peuvent faciliter la digestion en stimulant les organes abdominaux et en favorisant l'élimination des déchets.

- Réduction du stress : les poses de torsion ont un effet calmant sur le système nerveux, aidant à réduire le stress, la tension et l'anxiété.

- Santé de la colonne vertébrale : la pratique régulière de la torsion de la colonne vertébrale sur chaise peut aider à maintenir la santé et la flexibilité de la colonne vertébrale, réduisant ainsi le risque de raideur, de douleur et de blessure.

Zone affectée

La torsion vertébrale sur chaise cible principalement les muscles le long de la colonne vertébrale, y compris les muscles érecteurs de la colonne vertébrale, les obliques et les muscles intercostaux. Il sollicite également dans une moindre mesure les muscles centraux, les épaules et les hanches. Cette pose permet de relâcher les tensions et d'améliorer la mobilité de toute la colonne vertébrale, de la colonne cervicale (cou) à la colonne lombaire (bas du dos).

Tutoriel d'étirement assis sur les épaules

1. Asseyez-vous droit : Commencez par vous asseoir droit sur une chaise solide, les pieds à plat sur le sol, écartés à la largeur des hanches. Gardez votre colonne vertébrale droite, vos épaules détendues et votre menton parallèle au sol.

2. Entrelacez vos doigts : Atteignez les deux bras derrière votre dos et entrelacez vos doigts. Si vous ne parvenez pas à atteindre vos doigts, tenez une sangle, une serviette ou une ceinture avec les deux mains.

3. Ouvrez votre poitrine : Pendant
que vous entrelacez vos doigts,
serrez doucement vos omoplates
l'une contre l'autre et ouvrez votre
poitrine, en soulevant votre
sternum vers le plafond. Gardez vos
épaules éloignées de vos oreilles.

4. Soulevez vos bras : En gardant
vos doigts entrelacés, commencez à
lever vos bras loin de votre dos, en
les redressant autant que possible
sans forcer l'étirement. Si vous
utilisez une sangle ou une
serviette, tirez doucement dessus
pour approfondir l'étirement.

5. Maintenez l'étirement :
maintenez l'étirement pendant 3 à

5 respirations profondes, en maintenant une respiration régulière et uniforme. Concentrez-vous sur la détente pendant l'étirement et ressentez une douce ouverture au niveau des épaules et de la poitrine.

6. Relâchez : Relâchez lentement l'étirement en abaissant vos bras et en relâchant vos doigts entrelacés. Prenez un moment pour rouler vos épaules et votre cou pour relâcher toute tension.

Temps pris: L'étirement assis sur l'épaule peut être maintenu pendant 3 à 5 respirations profondes, ou plus si vous le souhaitez. Il peut être intégré à une routine de yoga sur chaise dans le cadre d'une séquence d'échauffement, de récupération ou de relaxation. L'ensemble de la séquence, y compris la configuration et la publication, prend généralement 1 à 2 minutes.

Avantages pour la santé
- Flexibilité des épaules : L'étirement assis sur les épaules contribue à augmenter la flexibilité des épaules et de la poitrine, réduisant ainsi la raideur et la tension dans ces zones.

- Amélioration de la posture : en ouvrant la poitrine et en étirant les épaules, cette pose peut aider à améliorer la posture en neutralisant les effets de l'affaissement et en arrondissant les épaules vers l'avant.

- Réduction du stress : L'étirement des épaules et de la poitrine peut aider à libérer les tensions et le stress stockés dans ces zones, favorisant ainsi la relaxation et une sensation de bien-être.
- Prévention des blessures à l'épaule : La pratique régulière de cet étirement peut aider à prévenir les blessures à l'épaule en maintenant la mobilité et l'amplitude de mouvement des articulations de l'épaule.

- Circulation améliorée : L'ouverture de la poitrine et des

épaules peut améliorer la circulation vers le haut du corps, fournissant de l'oxygène et des nutriments aux muscles et aux tissus.

Zone affectée

L'étirement assis sur les épaules cible principalement les muscles et les tissus conjonctifs des épaules, de la poitrine et du haut du dos. Plus précisément, il étire les deltoïdes, les muscles pectoraux et les muscles de la coiffe des rotateurs. Il permet également de relâcher les tensions des muscles trapèzes et des muscles du haut du dos.

1. Asseyez-vous droit : Commencez par vous asseoir droit sur une chaise solide, les pieds à plat sur le sol, écartés à la largeur des hanches. Gardez votre colonne vertébrale droite, vos épaules détendues et votre menton parallèle au sol.

2. Trouvez une colonne vertébrale neutre : placez vos mains sur vos cuisses ou vos genoux. Inspirez et allongez votre colonne vertébrale, en soulevant légèrement votre poitrine et en ramenant vos épaules vers l'arrière.

3. Pose de la vache (Inspirez) :
Pendant que vous inspirez, cambrez
le dos, inclinez votre bassin vers
l'avant, soulevez votre poitrine et
regardez vers le plafond. Imaginez
votre cœur tendu vers l'avant
lorsque vous ouvrez l'avant de votre
corps.

4. Pose du chat (expiration) :
Pendant que vous expirez,
arrondissez votre colonne
vertébrale, rentrez votre menton
contre votre poitrine et inclinez
votre bassin vers l'arrière. Tirez
votre nombril vers votre colonne
vertébrale pour approfondir
l'étirement du haut du dos.

5. Coordonnez-vous avec la respiration : continuez à circuler entre la pose de la vache à l'inspiration et la pose du chat à l'expiration, en bougeant avec votre respiration. Inspirez en cambrant votre dos dans la pose de la vache et expirez en arrondissant votre colonne vertébrale dans la pose du chat.

6. Répéter : Répétez la séquence pendant 5 à 10 tours ou comme vous le souhaitez, en bougeant lentement et consciemment à chaque respiration.

Temps pris: L'étirement sur chaise Cat Cow peut être effectué pendant 5 à 10 tours, ce qui prend environ 1 à 2 minutes. Il peut être intégré à une routine de yoga sur chaise dans le cadre d'une séquence d'échauffement, de récupération ou de mobilité de la colonne vertébrale.

Avantages pour la santé
- Mobilité vertébrale : L'étirement Cat Cow aide à augmenter la flexibilité et la mobilité de la colonne vertébrale, favorisant une amplitude de mouvement saine et réduisant la raideur.
- Activation du noyau : passer d'une pose de chat à une pose de vache engage les muscles centraux, y compris les abdominaux et les muscles du dos, aidant ainsi à

renforcer et à stabiliser la colonne vertébrale.

- Posture améliorée : la pratique de Cat Cow peut aider à améliorer la posture en encourageant un bon alignement de la colonne vertébrale et du bassin, réduisant ainsi le risque de maux de dos et de blessures.

- Soulagement du stress : Le mouvement rythmique et la coordination avec la respiration de Cat Cow peuvent aider à réduire le stress et les tensions dans le corps, favorisant la relaxation et une sensation de calme.

- Santé digestive : La compression et la libération douces des organes abdominaux de Cat Cow peuvent aider à stimuler la digestion et à soulager les ballonnements et l'inconfort.

Zone affectée

L'étirement Cat Cow cible principalement les muscles et les tissus conjonctifs le long de la colonne vertébrale, y compris les érecteurs de la colonne vertébrale, le multifidus et les extenseurs de la colonne vertébrale. Il engage également les muscles du tronc, notamment le droit de l'abdomen, les obliques et l'abdomen transversal. De plus, Cat Cow aide à relâcher les tensions dans le cou, les épaules et le haut du dos.

1. Asseyez-vous droit : Commencez par vous asseoir droit sur une chaise solide, les pieds à plat sur le sol, écartés à la largeur des hanches. Gardez votre colonne vertébrale droite, vos épaules détendues et votre menton parallèle au sol.

2. Engagez votre tronc : Engagez vos muscles abdominaux en tirant doucement votre nombril vers votre colonne vertébrale. Cela aidera à

stabiliser votre torse pendant le virage latéral.

3. Inspirez et levez les bras : Pendant que vous inspirez, tendez les deux bras au-dessus de votre tête, en les allongeant du bout des doigts. Gardez vos épaules détendues, loin de vos oreilles.

4. Expirez et pliez le côté : lors d'une expiration, abaissez doucement votre bras droit vers votre genou droit ou votre tibia, en gardant votre bras gauche au-dessus de votre tête. Évitez de vous effondrer dans le virage latéral ; imaginez plutôt allonger le côté gauche de votre corps.

5. Atteindre et étirer : Continuez à atteindre le bout de vos doigts gauche pendant que vous sentez un étirement le long du côté gauche de votre torse. Gardez votre poitrine ouverte et tournée vers l'avant.

6. Maintenez l'étirement : Maintenez l'étirement pendant 3 à 5 respirations profondes, en maintenant une respiration régulière et uniforme. Ressentez l'étirement le long du côté gauche de votre corps, du bout des doigts jusqu'à votre hanche.

7. Inspirez au centre : lors d'une inspiration, revenez lentement au

centre, en amenant les deux bras au-dessus de votre tête.

8. Répétez de l'autre côté : répétez la flexion latérale du côté opposé, en abaissant votre bras gauche vers votre genou gauche tout en atteignant votre bras droit au-dessus de votre tête.

Temps pris: Chaque répétition de la flexion du côté de la chaise + de l'étirement des bras peut être effectuée pendant 3 à 5 respirations profondes de chaque côté, ce qui prend environ 1 à 2 minutes au total. Il peut être intégré à une routine de yoga sur chaise dans le cadre d'une séquence d'échauffement, de récupération ou d'étirements.

Avantages pour la santé
- Flexibilité de la colonne vertébrale : Le mouvement de flexion latérale contribue à augmenter la flexibilité et la mobilité de la colonne vertébrale, en particulier dans la direction latérale (d'un côté à l'autre).

- Étirement des côtés du corps : Cet étirement cible les muscles des côtés du torse, y compris les muscles intercostaux et les muscles des obliques, aidant à relâcher les tensions et à améliorer la mobilité.
- Étirement des épaules et des bras : Atteindre les bras au-dessus

de la tête étire les épaules, les bras et le haut du dos, favorisant la flexibilité et réduisant la raideur.

- Activation du tronc : Engager les muscles du tronc tout au long du mouvement aide à stabiliser la colonne vertébrale et le bassin, améliorant ainsi la posture et l'équilibre.

- Énergisant et revigorant : La combinaison d'étirements et d'étirements peut aider à augmenter la circulation et le flux d'énergie dans tout le corps, favorisant ainsi une sensation de vitalité et de bien-être.

Zone affectée

La flexion latérale de la chaise +
l'étirement des bras ciblent
principalement les muscles situés le
long des côtés du torse, y compris
les muscles intercostaux, les
obliques et le grand dorsal. Il étire
également les muscles des épaules,
des bras et du haut du dos,
favorisant ainsi la flexibilité et la
mobilité dans ces zones. De plus,
l'engagement des muscles centraux
aide à stabiliser la colonne
vertébrale et le bassin, favorisant
ainsi la posture et l'alignement
global.

1. Asseyez-vous droit : Commencez par vous asseoir droit sur une chaise solide, les pieds à plat sur le sol, écartés à la largeur des hanches. Gardez votre colonne vertébrale droite, vos épaules détendues et votre menton parallèle au sol.

2. Croisez votre cheville droite sur votre genou gauche : soulevez votre pied droit du sol et placez votre cheville droite sur votre genou gauche, créant ainsi une forme en quatre avec vos jambes. Fléchissez votre pied droit pour

protéger votre articulation du genou.

3. Gardez votre colonne vertébrale haute : Maintenez une posture droite, en engageant vos muscles centraux pour soutenir votre colonne vertébrale. Vous devriez sentir un léger étirement au niveau de votre hanche droite et de l'extérieur de votre cuisse.

4. Facultatif : Penchez-vous en avant : Si vous souhaitez approfondir l'étirement, penchez-vous doucement en avant à partir de vos hanches tout en gardant votre colonne vertébrale droite. Allez seulement aussi loin que vous

vous sentez à l'aise et arrêtez-vous si vous ressentez une douleur.

5. Maintenez l'étirement : maintenez l'étirement du pigeon pendant 30 secondes à 1 minute, en respirant profondément et uniformément tout au long de l'étirement. Concentrez-vous sur la relaxation pendant l'étirement et sur le relâchement de toute tension dans les muscles de vos hanches et vos fessiers.

6. Relâchez et changez de côté : relâchez lentement l'étirement en revenant à la position verticale, en décroisant les jambes et en plaçant les deux pieds à plat sur le sol. Répétez l'étirement de l'autre côté

en croisant votre cheville gauche sur votre genou droit.

Temps pris: L'étirement du pigeon sur chaise peut être maintenu pendant 30 secondes à 1 minute de chaque côté, ce qui prend environ 1 à 2 minutes au total. Il peut être intégré à une routine de yoga sur chaise dans le cadre d'une séquence d'échauffement, de récupération ou d'ouverture des hanches.

Avantages pour la santé
- Flexibilité des hanches : L'étirement du pigeon cible les muscles des hanches, en particulier les muscles piriformes et fessiers, contribuant ainsi à augmenter la

flexibilité et la mobilité dans cette zone.

- Soulage les tiraillements : rester assis pendant de longues périodes peut entraîner des tiraillements et un inconfort au niveau des hanches et des fessiers. L'étirement du pigeon aide à atténuer ces tiraillements en allongeant et en relâchant les tensions de ces muscles.

- Améliore la posture : des hanches serrées peuvent contribuer à une mauvaise posture et à des douleurs dans le bas du dos. En étirant les muscles de la hanche, l'étirement du pigeon peut aider à améliorer la posture et à réduire le risque de maux de dos.

- Améliore l'amplitude des mouvements : la pratique régulière de l'étirement du pigeon peut améliorer l'amplitude des mouvements des hanches, facilitant ainsi l'exécution des activités quotidiennes telles que la marche, la position debout et la flexion.

- Détente : Tenir l'étirement du pigeon favorise la respiration profonde et la relaxation, favorisant une sensation de calme et de bien-être.

Zone affectée

L'étirement du pigeon chaise cible principalement les muscles des hanches, notamment le piriforme, le grand fessier et le moyen fessier. Il étire également les muscles rotateurs externes de la cuisse et de la hanche, aidant ainsi à relâcher les tensions et à améliorer la mobilité dans ces zones. De plus, l'étirement peut bénéficier indirectement au bas du dos en réduisant les tensions au niveau des hanches et en favorisant une meilleure posture et un meilleur alignement.

Tutoriel sur la chaise Cobra Pose

1. Asseyez-vous droit : Commencez par vous asseoir droit sur une chaise solide, les pieds à plat sur le sol, écartés à la largeur des hanches. Gardez votre colonne vertébrale droite, vos épaules détendues et votre menton parallèle au sol.

2. Placez vos mains sur le siège : Placez vos mains sur les côtés du siège de la chaise, avec vos doigts pointés vers l'avant et vos paumes appuyées sur la chaise. Vos mains doivent être légèrement plus larges que la largeur des épaules.

3. Engagez votre tronc : Engagez vos muscles abdominaux en tirant doucement votre nombril vers votre colonne vertébrale. Cela aidera à stabiliser votre torse pendant le backbend.

4. Inspirez et soulevez votre poitrine : lors d'une inspiration, appuyez entre vos mains et soulevez doucement votre poitrine vers le plafond. Gardez vos épaules détendues, éloignées de vos oreilles et allongez-les jusqu'au sommet de votre tête.

5. Cambrez votre dos : Lorsque vous soulevez votre poitrine, laissez votre colonne vertébrale se

cambrer doucement, ouvrant ainsi l'avant de votre corps. Rapprochez vos omoplates et descendez le long de votre dos pour approfondir l'étirement de votre poitrine et de vos épaules.

6. Gardez vos hanches au sol : Maintenez le contact avec le siège de la chaise avec vos hanches et votre bassin tout au long de la pose. Évitez de soulever vos hanches de la chaise ou de forcer le bas du dos.

7. Maintenez la pose : Maintenez la pose du cobra pendant 3 à 5 respirations profondes, en maintenant une respiration régulière et uniforme. Concentrez-

vous sur l'allongement de votre colonne vertébrale et l'ouverture de votre poitrine à chaque inspiration, ainsi que sur le relâchement de toute tension à chaque expiration.

8. Expirez et relâchez : lors d'une expiration, abaissez lentement votre poitrine vers le siège de la chaise, en relâchant le dossier. Prenez un moment pour vous reposer et vous réinitialiser avant de répéter la pose si vous le souhaitez.

Temps pris: Chaque répétition de la chaise de pose du cobra peut être maintenue pendant 3 à 5 respirations profondes, ce qui prend environ 30 secondes à 1 minute. Il peut être intégré à une routine de yoga sur chaise dans le cadre d'une séquence de flexion du dos ou d'ouverture de la poitrine.

Avantages pour la santé
- Flexibilité de la colonne vertébrale : le fauteuil de pose cobra aide à augmenter la flexibilité et la mobilité de la colonne vertébrale, en particulier dans la région thoracique (haut du dos), réduisant ainsi la raideur et favorisant une meilleure posture.
- Ouverture de la poitrine : cambrer le dos et soulever la poitrine ouvre l'avant du corps, étirant les muscles de la poitrine et favorisant une meilleure respiration

et une meilleure capacité pulmonaire.

- Mobilité des épaules : appuyer avec les mains et rapprocher les omoplates étire et renforce les muscles des épaules et du haut du dos, améliorant ainsi la mobilité et réduisant les tensions.

- Force de base : L'engagement des muscles abdominaux aide à soutenir et à stabiliser la colonne vertébrale pendant le backbend, favorisant ainsi la force et la stabilité de base.
- Énergie et vitalité : Les backbends sont énergisants et revigorants, aidant à augmenter la circulation et le flux d'énergie dans tout le

corps, favorisant une sensation de vitalité et de bien-être.

Zone affectée

Le fauteuil de pose Cobra cible principalement les muscles et les articulations de la colonne vertébrale, y compris les érecteurs de la colonne vertébrale, les muscles intercostaux et les vertèbres thoraciques. Il étire et renforce également les muscles de la poitrine, des épaules et du haut du dos, favorisant ainsi une meilleure posture et une meilleure mobilité dans ces zones. De plus, l'engagement des muscles centraux soutient la colonne vertébrale et favorise la stabilité pendant le backbend.

Concentration sur la tonification musculaire

Tutoriel de curl des jambes de chaise

1. Asseyez-vous droit : Commencez par vous asseoir droit sur une chaise solide, les pieds à plat sur le sol, écartés à la largeur des hanches. Gardez votre colonne vertébrale droite, vos épaules détendues et votre menton parallèle au sol.

2. Placez vos mains sur les côtés de la chaise : Tenez-vous sur les côtés du siège de la chaise pour plus de stabilité et de soutien. Assurez-vous que votre prise est sécurisée et que vos poignets sont alignés avec vos épaules.

3. Engagez votre tronc : Engagez
vos muscles abdominaux en tirant
doucement votre nombril vers votre
colonne vertébrale. Cela aidera à
stabiliser votre torse tout au long
de l'exercice.

4. Soulevez un pied du sol : En
gardant votre genou plié à un angle
de 90 degrés, soulevez un pied du
sol en ramenant votre talon vers
vos fessiers. Gardez votre cuisse
parallèle au sol et votre genou
aligné avec votre hanche.

5. Fléchissez votre pied : Fléchissez
votre pied en tirant vos orteils vers
votre tibia. Cela engagera les
muscles de votre mollet et aidera à

stabiliser l'articulation de votre cheville.

6. Courbez votre jambe vers vos fessiers : En gardant le haut de votre corps stable, expirez et enroulez lentement votre talon vers vos fessiers, en serrant les muscles de vos ischio-jambiers et de vos fesses en haut du mouvement.

7. Maintenez brièvement : Maintenez la contraction pendant un moment pour maximiser l'engagement de vos muscles avant de redescendre lentement votre pied vers la position de départ.

8. Répétez de l'autre côté :
Effectuez le leg curl sur la jambe
opposée, en suivant les mêmes
étapes.

Temps pris: Chaque répétition de
la flexion des jambes de chaise
peut être effectuée pendant 10 à
15 répétitions sur chaque jambe,
ce qui prend environ 1 à 2 minutes.
Il peut être intégré à une routine
de yoga sur chaise dans le cadre
d'une séquence de renforcement
du bas du corps.

Avantages pour la santé
- Renforcement des ischio-jambiers
: La flexion des jambes en chaise
cible les muscles des ischio-
jambiers, contribuant ainsi à

augmenter la force et l'endurance musculaire à l'arrière de la cuisse.

- Améliorer la stabilité du bas du corps : engager les muscles centraux et stabiliser le haut du corps pendant la flexion des jambes contribue à améliorer la stabilité et l'équilibre global du bas du corps.
- Santé des articulations : Effectuer des mouvements contrôlés avec une forme appropriée peut aider à améliorer la santé et le fonctionnement des articulations, en particulier au niveau des genoux et des chevilles.

- Amélioration de la force fonctionnelle : le renforcement des ischio-jambiers et des fessiers avec la flexion des jambes de chaise peut améliorer la force fonctionnelle pour les activités de la vie quotidienne, telles que marcher, monter les escaliers et se lever d'une position assise.

- Prévention des blessures : renforcer les ischio-jambiers peut aider à prévenir les blessures telles que les foulures et les déchirures, en particulier lors d'activités qui impliquent de courir, de sauter ou de changer brusquement de direction.

Zone affectée
La flexion des jambes de chaise cible principalement les muscles des ischio-jambiers, situés à

l'arrière de la cuisse. De plus, il sollicite dans une moindre mesure les muscles des fessiers et des mollets, favorisant ainsi la force et la stabilité globales du bas du corps.

1. Asseyez-vous droit : Commencez par vous asseoir droit sur une chaise solide, les pieds à plat sur le sol, écartés à la largeur des hanches. Gardez votre colonne vertébrale droite, vos épaules détendues et votre menton parallèle au sol.

2. Engagez votre tronc : Engagez vos muscles abdominaux en tirant doucement votre nombril vers votre colonne vertébrale. Cela aidera à stabiliser votre torse tout au long de l'exercice.

3. Placez vos mains sur les côtés de la chaise : Tenez-vous sur les côtés du siège de la chaise pour plus de stabilité et de soutien. Assurez-vous que votre prise est sécurisée et que vos poignets sont alignés avec vos épaules.

4. Étendez une jambe vers l'avant : en gardant votre genou droit, étendez lentement une jambe vers l'avant, en soulevant votre pied du sol. Pointez vos orteils vers le plafond pendant que vous étendez votre jambe.

5. Maintenez brièvement : maintenez la position étendue pendant un moment, en vous concentrant sur l'engagement des

muscles de vos quadriceps (muscles avant de la cuisse) pour maintenir la position.

6. Fléchissez votre pied : Fléchissez votre pied en tirant vos orteils vers votre tibia. Cela engagera les muscles de votre mollet et aidera à stabiliser l'articulation de votre cheville.

7. Abaissez votre jambe : abaissez lentement votre jambe tendue jusqu'à la position de départ, en gardant le contrôle tout au long du mouvement.

8. Répétez de l'autre côté : Effectuez l'extension de jambe sur

la jambe opposée, en suivant les mêmes étapes.

Temps pris: Chaque répétition de l'extension du pied de chaise peut être effectuée pendant 10 à 15 répétitions sur chaque pied, ce qui prend environ 1 à 2 minutes. Il peut être intégré à une routine de yoga sur chaise dans le cadre d'une séquence de renforcement du bas du corps.

Avantages pour la santé
- Renforcement des quadriceps : L'extension du pied de chaise cible principalement les muscles des quadriceps, contribuant ainsi à augmenter la force et l'endurance musculaire à l'avant de la cuisse.

- Améliorer la stabilité du bas du corps : engager les muscles centraux et stabiliser le haut du corps pendant l'extension des jambes contribue à améliorer la stabilité et l'équilibre global du bas du corps.

- Santé des articulations : Effectuer des mouvements contrôlés avec une forme appropriée peut aider à améliorer la santé et le fonctionnement des articulations, en particulier au niveau des genoux et des chevilles.

- Amélioration de la force fonctionnelle : le renforcement des quadriceps avec l'extension des

pieds de chaise peut améliorer la
force fonctionnelle pour les
activités de la vie quotidienne,
telles que marcher, monter les
escaliers et se lever d'une position
assise.

- Prévention des blessures :
développer la force des quadriceps
peut aider à prévenir les blessures
telles que les foulures et les
déchirures, en particulier lors
d'activités qui impliquent de courir,
de sauter ou de s'accroupir.

Zone affectée

L'extension du pied de chaise cible
principalement les muscles des
quadriceps, situés à l'avant de la
cuisse. De plus, il engage les

muscles des mollets et les muscles stabilisateurs du tronc dans une moindre mesure, favorisant ainsi la force et la stabilité globales du bas du corps.

Tutoriel sur la chaise debout

1. Asseyez-vous droit : Commencez par vous asseoir droit sur une chaise solide, les pieds à plat sur le sol, écartés à la largeur des hanches. Gardez votre colonne vertébrale droite, vos épaules détendues et votre menton parallèle au sol.

2. Avancez : avancez vers le bord avant de la chaise de manière à ce que vos pieds soient directement sous vos genoux et que vos orteils soient pointés vers l'avant.

3. Engagez votre tronc : Engagez vos muscles abdominaux en tirant

doucement votre nombril vers votre colonne vertébrale. Cela aidera à stabiliser votre torse tout au long du mouvement.

4. Plantez vos pieds : appuyez fermement sur vos pieds, répartissant uniformément votre poids entre les deux pieds.

5. Penchez-vous légèrement en avant : penchez légèrement le haut de votre corps vers l'avant à partir de vos hanches, en gardant votre colonne vertébrale droite et votre poitrine levée.

6. Poussez sur vos jambes : appuyez sur vos pieds et engagez les muscles de vos jambes pour

soulever votre corps de la chaise. Utilisez la force de vos jambes plutôt que de compter uniquement sur vos bras ou le haut de votre corps.

7. Tenez-vous droit : Une fois que vous êtes complètement debout, redressez vos jambes et votre colonne vertébrale, en soulevant votre poitrine et en vous allongeant jusqu'au sommet de votre tête. Gardez vos épaules détendues et votre regard vers l'avant.

8. Inversez le mouvement : Pour vous asseoir, inversez le mouvement en pliant les genoux et les hanches, puis en abaissant votre corps dans la chaise avec contrôle.

Temps pris: Le temps nécessaire pour effectuer une séance debout peut varier en fonction de la force et de la mobilité de chacun. En moyenne, cela peut prendre environ 5 à 10 secondes pour se lever de la chaise et encore 5 à 10 secondes pour se rasseoir.

Avantages pour la santé

- Force du bas du corps : la position debout sur une chaise aide à renforcer les muscles des jambes, notamment les quadriceps, les ischio-jambiers, les fessiers et les mollets.

- Équilibre et stabilité améliorés : se lever d'une position assise met à l'épreuve l'équilibre et la stabilité, contribuant ainsi à améliorer la coordination et à réduire le risque de chute.

- Condition physique fonctionnelle : Être capable de se lever d'une chaise est un schéma de mouvement fondamental nécessaire aux activités de la vie quotidienne, comme monter et descendre d'une chaise, d'une voiture et d'un lit.
- Santé des articulations : Le mouvement contrôlé de se lever d'une chaise peut aider à améliorer la santé et le fonctionnement des articulations des hanches, des genoux et des chevilles.

- Densité osseuse : les activités de mise en charge, comme se lever d'une chaise, peuvent aider à maintenir et à améliorer la densité osseuse, réduisant ainsi le risque d'ostéoporose et de fractures.

Zone affectée

La chaise debout cible principalement les muscles du bas du corps, notamment les quadriceps, les ischio-jambiers, les fessiers et les mollets. De plus, il engage les muscles du tronc et les muscles stabilisateurs de tout le corps pour maintenir l'équilibre et le contrôle pendant le mouvement.

Tutoriel de squat en boîte de chaise

1. Positionnez la chaise :
Commencez par placer une chaise solide derrière vous. Assurez-vous que la chaise est stable et ne bouge pas pendant l'exercice.

2. Tenez-vous devant la chaise :
Tenez-vous debout, les pieds écartés à la largeur des hanches, les orteils légèrement pointés vers l'extérieur. Placez-vous suffisamment loin de la chaise pour que lorsque vous vous asseyez, vos hanches touchent légèrement le siège.

3. Engagez votre tronc : renforcez vos muscles centraux en tirant votre nombril vers votre colonne vertébrale. Cela aidera à stabiliser votre torse tout au long du mouvement.

4. Abaissez votre corps : Commencez le squat en pliant vos hanches et vos genoux, en poussant vos hanches vers l'arrière comme si vous étiez assis sur une chaise. Abaissez votre corps vers le siège de la chaise, en gardant votre poitrine levée et votre colonne vertébrale neutre.

5. Asseyez-vous sur la chaise : Lorsque vous abaissez votre corps, essayez de toucher légèrement vos

hanches contre le siège de la chaise
sans vous asseoir complètement.
Cela garantit que vous gardez le
contrôle et que vous ne comptez
pas sur la chaise pour vous
soutenir.

6. Gardez votre poids sur vos
talons : déplacez votre poids sur
vos talons lorsque vous descendez,
en gardant vos genoux alignés avec
vos orteils et en les suivant sur vos
chevilles.

7. Appuyez sur vos talons : poussez
sur vos talons pour vous remettre
debout, en étendant
simultanément vos hanches et vos
genoux. Gardez votre poitrine
levée et votre tronc engagé lorsque

vous revenez à la position de départ.

8. Répéter : effectuez le squat sur chaise pendant le nombre de répétitions souhaité, en vous concentrant sur le maintien d'une forme et d'un contrôle appropriés tout au long du mouvement.

Temps pris: Le temps nécessaire pour effectuer des squats sur chaise peut varier en fonction de la vitesse individuelle et des répétitions. En moyenne, cela peut prendre environ 10 à 20 secondes pour effectuer une série de 8 à 15 répétitions.

Avantages pour la santé

- Force du bas du corps : les squats
sur chaise ciblent les muscles du
bas du corps, notamment les
quadriceps, les ischio-jambiers, les
fessiers et les mollets, contribuant
ainsi à augmenter la force et le
tonus musculaire.

- Mobilité améliorée : effectuer des
squats peut aider à améliorer la
mobilité de la hanche et du genou,
en améliorant les schémas de
mouvement fonctionnels et en
réduisant le risque de blessure lors
des activités de la vie quotidienne.

- Stabilité du tronc : Engager les
muscles du tronc tout au long du
mouvement aide à stabiliser la
colonne vertébrale et le bassin,

favorisant ainsi une meilleure posture et un meilleur équilibre.

- Densité osseuse : les exercices de mise en charge comme les squats sur chaise peuvent aider à maintenir et à améliorer la densité osseuse, réduisant ainsi le risque d'ostéoporose et de fractures.

- Brûlure de calories : les squats sont un exercice composé qui sollicite plusieurs groupes musculaires, ce qui en fait un exercice efficace pour brûler des calories qui peut contribuer à la perte de poids et à l'amélioration de la composition corporelle.

Zone affectée

Les squats sur chaise ciblent principalement les muscles du bas du corps, notamment les quadriceps, les ischio-jambiers, les fessiers et les mollets. De plus, ils engagent les muscles centraux pour stabiliser la colonne vertébrale et le bassin pendant le mouvement, favorisant ainsi la force et la stabilité globales.

Tutoriel sur les élévations de mollets sur chaise

1. Asseyez-vous droit : Commencez par vous asseoir droit sur une chaise solide, les pieds à plat sur le sol, écartés à la largeur des hanches. Gardez votre colonne vertébrale droite, vos épaules détendues et votre menton parallèle au sol.

2. Positionnez vos mains : Placez vos mains sur vos cuisses ou saisissez les côtés de la chaise pour plus de stabilité et de soutien.

3. Soulevez vos talons : appuyez sur la pointe de vos pieds et soulevez

vos talons du sol aussi haut que possible, en arrivant sur la pointe de vos pieds.

4. Engagez les muscles de vos mollets : contractez les muscles de vos mollets en haut du mouvement, en insistant sur la contraction à l'arrière du bas de vos jambes.

5. Maintenez brièvement : Maintenez la position relevée pendant un moment, en sentant la contraction des muscles de vos mollets.

6. Abaissez vos talons : Abaissez lentement vos talons vers le sol, en revenant à la position de départ avec contrôle.

7. Répéter : effectuez les levées de mollets pendant le nombre de répétitions souhaité, en vous concentrant sur le maintien d'une forme et d'un contrôle appropriés tout au long du mouvement.

Temps pris: Le temps nécessaire pour effectuer des levées de mollets sur chaise peut varier en fonction de la vitesse individuelle et des répétitions. En moyenne, cela peut prendre environ 1 à 2 minutes pour effectuer une série de 10 à 20 répétitions.

Avantages pour la santé

- Force des mollets : la chaise soulève les mollets en ciblant les muscles du mollet (gastrocnémien et soléaire), contribuant ainsi à augmenter la force et le tonus musculaire du bas des jambes.

- Stabilité de la cheville : En renforçant les muscles autour des chevilles, les soulèvements des mollets peuvent améliorer la stabilité de la cheville et réduire le risque de blessures à la cheville.

- Équilibre et proprioception : effectuer des levées de mollets en position assise met au défi l'équilibre et la proprioception, améliorant ainsi la stabilité et la coordination globales.

- Performance de marche et de
course : Des muscles forts des
mollets sont essentiels pour la
marche, la course et d'autres
activités de mise en charge,
améliorant les performances et
réduisant le risque de fatigue et de
blessure.

- Circulation sanguine : Le
mouvement répétitif des
soulèvements des mollets contribue
à stimuler la circulation sanguine
dans le bas des jambes, réduisant
ainsi le risque de gonflement et
favorisant la santé vasculaire
globale.

Zone affectée

Les soulèvements de mollets sur chaise ciblent principalement les muscles du mollet (gastrocnémien et soléaire) situés à l'arrière de la jambe. De plus, ils engagent les muscles des pieds et des chevilles pour stabiliser le mouvement, favorisant ainsi la force et la stabilité globales du bas de la jambe.

1. Asseyez-vous droit : Commencez par vous asseoir droit sur une chaise solide, les pieds à plat sur le sol, écartés à la largeur des hanches. Gardez votre colonne vertébrale droite, vos épaules détendues et votre menton parallèle au sol.

2. Étendez vos bras : Étendez vos bras sur les côtés de votre corps, parallèlement au sol, avec vos paumes tournées vers le bas. Vos bras doivent être à la hauteur des épaules.

3. Engagez votre tronc : Engagez
vos muscles abdominaux en tirant
doucement votre nombril vers votre
colonne vertébrale. Cela aidera à
stabiliser votre torse tout au long
du mouvement.

4. Encerclez vos bras vers l'avant :
Initiez le mouvement en faisant de
petits cercles avec vos bras vers
l'avant. Gardez vos coudes droits et
gardez le contrôle tout au long du
mouvement.

5. Augmentez progressivement la
taille des cercles : Au fur et à
mesure que vous devenez plus à
l'aise avec le mouvement,
augmentez progressivement la
taille des cercles, en les rendant

aussi grands que possible sans compromettre la forme.

6. Maintenez un rythme constant : continuez à faire tourner vos bras vers l'avant pendant le nombre de répétitions souhaité, en maintenant un rythme constant et contrôlé.

7. Inversez la direction : Après avoir effectué les cercles de bras vers l'avant, inversez la direction et entourez vos bras vers l'arrière. Encore une fois, commencez par de petits cercles et augmentez progressivement la taille.

8. Répéter : effectuez les cercles de bras dans les deux sens vers l'avant et vers l'arrière pour le

nombre de répétitions souhaité, en vous concentrant sur le maintien d'une forme et d'un contrôle appropriés tout au long du mouvement.

Temps pris: Le temps nécessaire pour effectuer des cercles de bras de chaise peut varier en fonction de la vitesse individuelle et des répétitions. En moyenne, cela peut prendre environ 1 à 2 minutes pour effectuer une série de 10 à 20 répétitions dans chaque direction.

Avantages pour la santé
- Mobilité des épaules : les cercles des bras de chaise aident à augmenter la mobilité et la flexibilité des épaules, favorisant

une meilleure amplitude de mouvement et réduisant la raideur.

- Stabilité des épaules : Effectuer des cercles de bras renforce les muscles autour des épaules, améliorant ainsi la stabilité et réduisant le risque de blessures à l'épaule.

- Circulation améliorée : Le mouvement répétitif des cercles de bras aide à stimuler le flux sanguin vers les articulations des épaules et les muscles environnants, favorisant ainsi la santé globale des épaules.

- Échauffement du haut du corps : les cercles de bras sont un exercice d'échauffement efficace pour le haut du corps, préparant les épaules, les bras et le haut du dos à une activité physique plus intense.

- Soulagement du stress : Le mouvement rythmique des cercles de bras peut aider à réduire la tension et le stress dans les épaules et le haut du corps, favorisant la relaxation et un sentiment de bien-être.

Zone affectée
Les cercles de bras sur chaise ciblent principalement les muscles des épaules (deltoïdes) et du haut du dos (rhomboïdes et trapèzes), ainsi que les muscles des bras

(biceps et triceps). De plus, ils engagent les muscles du tronc pour stabiliser le torse pendant le mouvement, favorisant ainsi la force et la stabilité globales du haut du corps.

Concentration cardio

Tutoriel sur les robinets d'orteils et la portée des bras

1. Asseyez-vous droit : Commencez par vous asseoir droit sur une chaise solide, les pieds à plat sur le sol, écartés à la largeur des hanches. Gardez votre colonne vertébrale droite, vos épaules détendues et votre menton parallèle au sol.

2. Étendez vos bras : Étendez vos bras devant vous à hauteur d'épaule, paumes vers le bas. Gardez vos coudes légèrement pliés et vos doigts pointés vers l'avant.

3. Engagez votre tronc : Engagez vos muscles abdominaux en tirant doucement votre nombril vers votre colonne vertébrale. Cela aidera à stabiliser votre torse tout au long du mouvement.

4. Soulevez une jambe : soulevez un pied du sol et étendez votre jambe vers l'avant, en gardant votre genou droit. Pointez vos orteils vers le plafond lorsque vous soulevez votre jambe.

5. Tapez vos orteils : En gardant votre jambe tendue, tapez légèrement vos orteils sur le sol devant vous, en visant à toucher le sol sans reposer complètement votre pied.

6. Atteignez votre bras opposé :
Lorsque vous tapez vos orteils,
tendez votre bras opposé vers
l'avant, en l'étendant dans la
direction de vos orteils. Gardez
votre bras droit et vos doigts
tendus vers vos orteils.

7. Revenez à la position de départ :
ramenez votre jambe à la position
de départ et abaissez votre bras à
la hauteur des épaules.

8. Répétez de l'autre côté :
effectuez les tapes sur les orteils et
la portée du bras du côté opposé en
soulevant l'autre jambe et en
atteignant avec le bras opposé.

Temps pris: Le temps nécessaire pour effectuer des tapes sur les orteils et pour atteindre les bras peut varier en fonction de la vitesse et des répétitions individuelles. En moyenne, cela peut prendre environ 1 à 2 minutes pour effectuer une série de 10 à 20 répétitions de chaque côté.

Avantages pour la santé
- Stabilité du tronc : les coups d'orteils et la portée des bras engagent les muscles centraux, y compris les abdominaux et les obliques, pour stabiliser le torse pendant le mouvement.

- Équilibre et coordination : lever une jambe tout en atteignant le bras opposé met à l'épreuve l'équilibre et la coordination, contribuant ainsi à améliorer la proprioception et à réduire le risque de chute.

- Force des jambes : soulever et étendre la jambe renforce les muscles des cuisses (quadriceps) et des mollets, favorisant ainsi la force et la stabilité du bas du corps.

- Mobilité de l'épaule : Atteindre le bras vers l'avant à hauteur d'épaule contribue à améliorer la mobilité et la flexibilité de l'épaule, favorisant ainsi une meilleure amplitude de mouvement dans l'articulation de l'épaule.

- Santé cardiovasculaire : effectuer des tapotements d'orteils et d'étirement des bras à un rythme rapide peut aider à élever la fréquence cardiaque, offrant ainsi des bienfaits cardiovasculaires et améliorant la condition physique globale.

Zone affectée

Les tapes sur les orteils et les bras ciblent principalement les muscles du tronc, y compris les abdominaux et les obliques, ainsi que les muscles des cuisses (quadriceps) et des mollets. De plus, ils engagent les muscles des épaules (deltoïdes) et des bras (biceps et triceps) pour stabiliser et soutenir le haut du corps pendant le mouvement. Dans l'ensemble, les coups d'orteils et la portée des bras favorisent la force, la stabilité et la coordination de tout le corps.

1. Asseyez-vous droit : Commencez par vous asseoir droit sur une chaise solide, les pieds à plat sur le sol, écartés à la largeur des hanches. Gardez votre colonne vertébrale droite, vos épaules détendues et votre menton parallèle au sol.

2. Engagez votre tronc : Engagez vos muscles abdominaux en tirant doucement votre nombril vers votre colonne vertébrale. Cela aidera à stabiliser votre torse tout au long du mouvement.

3. Soulevez un genou :* Soulevez un genou vers votre poitrine, en amenant votre cuisse parallèle au sol. Gardez votre pied fléchi et vos orteils pointés vers le plafond.

4. Abaissez le premier genou : abaissez le genou levé vers le sol et soulevez immédiatement le genou opposé vers votre poitrine dans un mouvement de marche.

5. Continuez à alterner : soulevez alternativement chaque genou vers votre poitrine dans un mouvement de marche, en maintenant un rythme constant.

6. Coordonnez-vous avec vos bras : lorsque vous soulevez chaque

genou, balancez le bras opposé vers l'avant, en imitant le balancement naturel des bras lors de la marche.

7. Concentrez-vous sur le contrôle : gardez le contrôle tout au long du mouvement, en évitant tout mouvement saccadé ou brusque.

8. Répétez pendant la durée souhaitée : continuez à marcher pendant la durée souhaitée, en visant la cohérence et en maintenant une forme appropriée.

Temps pris: Le temps nécessaire pour effectuer des marches assises peut varier en fonction de la vitesse et de la durée de chacun. En moyenne, cela peut prendre environ 1 à 3 minutes pour effectuer une série de 20 à 30 répétitions sur chaque jambe.

Avantages pour la santé
- Santé cardiovasculaire : les marches assises élèvent la fréquence cardiaque, offrant ainsi des bienfaits cardiovasculaires similaires aux exercices d'aérobic traditionnels.

- Améliore la circulation : Le mouvement rythmé des marches assises favorise la circulation sanguine dans tout le corps, réduisant le risque de caillots sanguins et améliorant la santé vasculaire globale.

- Renforce les muscles du bas du corps : soulever et abaisser chaque genou engage les muscles des cuisses (quadriceps) et des hanches (fléchisseurs de la hanche), favorisant la force et l'endurance dans ces zones.

- Activation du tronc : Engager les muscles du tronc pour stabiliser le torse pendant les marches assises aide à renforcer les abdominaux et à améliorer la posture.

- Améliore la coordination : coordonner le mouvement des jambes et des bras lors d'une marche assise améliore la coordination globale et la motricité.

Zone affectée

Les marches assises ciblent principalement les muscles du bas du corps, notamment les cuisses (quadriceps) et les hanches (fléchisseurs de la hanche). De plus, ils engagent les muscles du tronc, y compris les abdominaux, pour stabiliser le torse pendant le mouvement. Le mouvement de balancement des bras sollicite également dans une moindre mesure les muscles des épaules et des bras. Dans l'ensemble, les marches assises offrent un entraînement complet du corps en mettant l'accent sur la force du bas du corps et la santé cardiovasculaire.

Tutoriel de mars assisté

1. Asseyez-vous droit : Commencez par vous asseoir droit sur une chaise solide, les pieds à plat sur le sol, écartés à la largeur des hanches. Gardez votre colonne vertébrale droite, vos épaules détendues et votre menton parallèle au sol.

2. Engagez votre tronc : Activez vos muscles abdominaux en tirant doucement votre nombril vers votre colonne vertébrale. Cela aidera à stabiliser votre torse tout au long du mouvement.

3. Tenez les côtés de la chaise :
saisissez les côtés du siège de la
chaise avec vos mains pour plus de
soutien et de stabilité. Assurez-
vous que votre prise est sécurisée
et que vos poignets sont alignés
avec vos épaules.

4. Soulevez un genou : Soulevez un
genou vers votre poitrine, en
amenant votre cuisse parallèle au
sol. Gardez votre pied fléchi et vos
orteils pointés vers le plafond.

5. Abaissez le premier genou :
abaissez le genou levé vers le sol et
soulevez immédiatement le genou
opposé vers votre poitrine dans un
mouvement de marche.

6. Continuez en alternant :
soulevez alternativement chaque
genou vers votre poitrine dans un
mouvement de marche, en utilisant
le support de la chaise pour aider à
l'équilibre et à la stabilité.

7. Coordonnez-vous avec vos bras :
lorsque vous soulevez chaque
genou, balancez le bras opposé vers
l'avant, en imitant le balancement
naturel des bras lors de la marche.

8. Concentrez-vous sur le contrôle :
gardez le contrôle tout au long du
mouvement, en évitant tout
mouvement saccadé ou brusque et
en utilisant la chaise comme
support si nécessaire.

9. Répétez pendant la durée souhaitée : continuez la marche assistée pendant la durée souhaitée, en visant la cohérence et en maintenant une forme appropriée.

Temps pris: Le temps nécessaire pour effectuer des marches assistées peut varier en fonction de la vitesse et de la durée de chacun. En moyenne, cela peut prendre environ 1 à 3 minutes pour effectuer une série de 20 à 30 répétitions sur chaque jambe.

Avantages pour la santé
- Améliore la santé cardiovasculaire : les marches assistées élèvent la fréquence cardiaque, offrant des

bienfaits cardiovasculaires similaires aux exercices d'aérobic traditionnels.

- Améliore la force du bas du corps : soulever et abaisser chaque genou sollicite les muscles des cuisses (quadriceps) et des hanches (fléchisseurs de la hanche), favorisant ainsi la force et l'endurance dans ces zones.

- Favorise l'équilibre et la stabilité : l'utilisation de la chaise comme support aide les personnes ayant des problèmes d'équilibre à effectuer le mouvement de marche en toute sécurité, améliorant ainsi la stabilité globale et réduisant le risque de chute.

- Aide à la rééducation : les marches assistées peuvent être bénéfiques pour les personnes qui se remettent d'une blessure ou d'une intervention chirurgicale, leur permettant de retrouver progressivement force et mobilité dans le bas du corps.

- Encourage le mouvement : les marches assistées constituent une forme d'exercice à faible impact qui encourage le mouvement et aide à combattre le comportement sédentaire, favorisant ainsi la santé et le bien-être en général.

Zone affectée

Les marches assistées ciblent
principalement les muscles du bas
du corps, notamment les cuisses
(quadriceps) et les hanches
(fléchisseurs de la hanche). De
plus, ils engagent les muscles du
tronc, y compris les abdominaux,
pour stabiliser le torse pendant le
mouvement. Le mouvement de
balancement des bras sollicite
également dans une moindre
mesure les muscles des épaules et
des bras. Dans l'ensemble, les
marches assistées offrent un
entraînement complet du corps en
mettant l'accent sur la force du bas
du corps et la santé
cardiovasculaire, tout en favorisant
l'équilibre et la stabilité.

Tutoriel Marche assise avec bras opposés

1. Asseyez-vous droit : Commencez par vous asseoir droit sur une chaise solide, les pieds à plat sur le sol, écartés à la largeur des hanches. Gardez votre colonne vertébrale droite, vos épaules détendues et votre menton parallèle au sol.

2. Engagez votre tronc : activez vos muscles abdominaux en tirant doucement votre nombril vers votre colonne vertébrale. Cela aidera à stabiliser votre torse tout au long du mouvement.

3. Soulevez un genou : Soulevez un genou vers votre poitrine, en amenant votre cuisse parallèle au sol. Gardez votre pied fléchi et vos orteils pointés vers le plafond.

4. Atteignez le bras opposé : lorsque vous soulevez un genou, tendez simultanément le bras opposé vers l'avant, en l'étendant vers votre genou levé. Gardez votre bras droit et vos doigts tendus vers vos orteils.

5. Revenez à la position de départ : abaissez votre genou levé vers le sol et ramenez votre bras tendu à la position de départ.

6. Alterner les côtés : répétez le mouvement du côté opposé en soulevant le genou opposé vers votre poitrine et en tendant la main avec le bras opposé.

7. Coordonnez-vous avec votre respiration : Inspirez en soulevant votre genou et en tendant la main vers l'avant, et expirez en revenant à la position de départ.

8. Concentrez-vous sur le contrôle : gardez le contrôle tout au long du mouvement, en évitant tout mouvement saccadé ou brusque et en gardant votre corps engagé pour plus de stabilité.

9. Répétez pendant la durée souhaitée : continuez à alterner entre lever chaque genou et atteindre avec le bras opposé pendant la durée souhaitée, en visant la cohérence et en maintenant une forme appropriée.

Temps pris: Le temps nécessaire pour effectuer des marches assises avec le bras opposé peut varier en fonction de la vitesse et de la durée de chacun. En moyenne, cela peut prendre environ 1 à 3 minutes pour effectuer une série de 20 à 30 répétitions de chaque côté.

Avantages pour la santé
- Améliore la coordination : coordonner le mouvement

consistant à lever le genou et à atteindre le bras opposé met à l'épreuve la coordination et la motricité, améliorant ainsi le contrôle global du corps.
- Améliore la force de base : Engager les muscles du tronc pour stabiliser le torse pendant le mouvement aide à renforcer les abdominaux et à améliorer la posture.

- Augmente la flexibilité : tendre le bras vers l'avant étire les muscles du haut du corps, favorisant la flexibilité des épaules, des bras et du haut du dos.

- Favorise la santé cardiovasculaire : les marches

assises avec le bras opposé élèvent
la fréquence cardiaque, offrant des
avantages cardiovasculaires
similaires aux exercices d'aérobic
traditionnels.

- Renforce les muscles du bas du
corps : soulever et abaisser chaque
genou engage les muscles des
cuisses (quadriceps) et des hanches
(fléchisseurs de la hanche),
favorisant la force et l'endurance
dans ces zones.

Zone affectée

Les marches assises avec bras
opposés ciblent principalement les
muscles du bas du corps, y compris
les cuisses (quadriceps) et les
hanches (fléchisseurs de la

hanche). De plus, ils engagent les muscles du tronc, y compris les abdominaux, pour stabiliser le torse pendant le mouvement. Le mouvement d'atteinte des bras engage également les muscles des épaules, des bras et du haut du dos, favorisant la flexibilité et la force du haut du corps. Dans l'ensemble, les marches assises avec bras opposés permettent un entraînement complet du corps en mettant l'accent sur la force du bas du corps, la santé cardiovasculaire et la coordination.

1. Asseyez-vous droit : Commencez par vous asseoir droit sur une chaise solide, les pieds à plat sur le sol, écartés à la largeur des hanches. Gardez votre colonne vertébrale droite, vos épaules détendues et votre menton parallèle au sol.

2. Étendez vos bras : Étendez vos bras sur les côtés de votre corps à hauteur d'épaule, les paumes tournées vers l'avant. Gardez vos coudes légèrement pliés et vos doigts pointés vers le plafond.

3. Appuyez vers l'extérieur :
appuyez vos paumes vers l'avant et
les unes des autres, en engageant
les muscles de votre poitrine et de
vos épaules. Imaginez que vous
repoussez la résistance pendant
que vous poussez vers l'extérieur.

4. Ouvrez vos bras : À partir de la
position appuyée, ouvrez
lentement vos bras sur les côtés, en
les gardant à hauteur d'épaule.
Ressentez l'étirement sur votre
poitrine et vos épaules lorsque vous
ouvrez grand vos bras.

5. Revenez à la position de départ :
rapprochez vos bras devant votre
poitrine, paumes tournées vers

l'avant, pour terminer une répétition.

6. Répéter : effectuez le mouvement de pression et d'ouverture pendant le nombre de répétitions souhaité, en vous concentrant sur le maintien d'une forme et d'un contrôle appropriés tout au long du mouvement.

1. Asseyez-vous droit : Commencez par vous asseoir droit sur une chaise solide, les pieds à plat sur le sol, écartés à la largeur des hanches. Gardez votre colonne vertébrale droite, vos épaules détendues et votre menton parallèle au sol.

2. Engagez votre tronc : activez vos muscles abdominaux en tirant doucement votre nombril vers votre colonne vertébrale. Cela aidera à stabiliser votre torse tout au long du mouvement.

3. Étendez une jambe : Étendez une jambe vers l'avant, en la gardant droite et parallèle au sol. Pointez vos orteils vers le plafond pendant que vous étendez votre jambe.

4. Effectuez un mouvement de coup de pied : Fléchissez votre pied et effectuez un mouvement de coup de pied avec votre jambe tendue, dans le but de donner un coup de pied vers l'avant avec contrôle.

5. Coup de poing avec le bras opposé : Lorsque vous donnez un coup de pied avec une jambe, frappez simultanément vers l'avant avec le bras opposé. Étendez votre

bras vers l'avant à hauteur d'épaule, en gardant votre coude légèrement plié.

6. Revenez à la position de départ : ramenez votre jambe tendue à la position de départ et ramenez votre bras de frappe sur le côté pour effectuer une répétition.

7. Répétez du côté opposé : effectuez le mouvement de coups de pied et de poing du côté opposé en étendant la jambe opposée et en frappant avec le bras opposé.

8. Coordonnez-vous avec votre respiration : Inspirez en étendant votre jambe et en frappant vers

l'avant, et expirez en revenant à la position de départ.

9. Concentrez-vous sur le contrôle : gardez le contrôle tout au long du mouvement, en évitant tout mouvement saccadé ou brusque et en gardant votre corps engagé pour plus de stabilité.

Temps pris: Le temps nécessaire pour effectuer chaque exercice peut varier en fonction de la vitesse individuelle et des répétitions. En moyenne, cela peut prendre environ 1 à 3 minutes pour effectuer une série de 10 à 20 répétitions pour chaque exercice.

Avantages pour la santé

- Force du haut du corps : appuyer et ouvrir engage les muscles de la poitrine, des épaules et des bras, aidant ainsi à renforcer ces zones.

-Mobilité améliorée des épaules : le mouvement de pression et d'ouverture contribue à améliorer la mobilité et la flexibilité des épaules, réduisant ainsi la raideur et favorisant une meilleure amplitude de mouvement.

- Activation du tronc : les coups de pied et les coups de poing assis engagent les muscles centraux pour stabiliser le torse pendant le mouvement, favorisant ainsi la force et la stabilité du tronc.

- Coordination améliorée : La coordination des mouvements de coups de pied et de poing met au défi la coordination et la motricité, améliorant ainsi le contrôle global du corps.

- Santé cardiovasculaire : Les deux exercices peuvent élever la fréquence cardiaque, offrant ainsi des bienfaits cardiovasculaires similaires aux exercices d'aérobic traditionnels.

Zones touchées
- **Appuyez et ouvrez:** Cible principalement les muscles de la poitrine, des épaules et des bras, avec un engagement secondaire du tronc pour la stabilité.

- Coup de pied et coup de poing assis : Engage les muscles du bas du corps, notamment les cuisses et les hanches, ainsi que les muscles des bras et des épaules. De plus, il active les muscles centraux pour stabiliser le torse pendant le mouvement. Dans l'ensemble, les deux exercices fournissent un entraînement complet du corps en mettant l'accent sur la force, la flexibilité et la coordination.

Conclusion

Félicitations pour avoir commencé votre parcours de yoga sur chaise ! Alors que vous continuez sur cette voie, voici quelques prochaines étapes pour améliorer votre pratique et tirer le meilleur parti de votre expérience de yoga sur chaise :

1. Cohérence : Établissez un programme d'entraînement régulier qui vous convient. Essayez de pratiquer le yoga sur chaise au moins quelques fois par semaine pour profiter pleinement de ses

bienfaits. La cohérence est la clé du progrès et de l'amélioration.

2. Explorez les variantes : Le yoga sur chaise offre un large éventail de poses et de variations pour répondre à différents besoins et préférences. Explorez différentes poses et variations pour que votre pratique reste intéressante et stimulante. N'ayez pas peur d'essayer de nouvelles choses et de sortir de votre zone de confort.

3. Concentrez-vous sur l'alignement : faites attention au bon alignement dans chaque pose pour éviter les blessures et maximiser les avantages de la pratique. Écoutez votre corps et

modifiez les poses si nécessaire
pour tenir compte des limitations
ou de l'inconfort.

4. Approfondissez votre
respiration : intégrez une
respiration profonde et consciente
à votre pratique pour améliorer la
relaxation et le soulagement du
stress. Concentrez-vous sur des
respirations douces et régulières et
synchronisez votre respiration avec
le mouvement autant que possible.

5. Définir des intentions : prenez
un moment au début de chaque
pratique pour définir une intention
ou un objectif pour votre séance.
Qu'il s'agisse de cultiver la
gratitude, de trouver la paix

intérieure ou d'améliorer la flexibilité, avoir une intention claire peut vous aider à guider votre pratique et à créer un lien plus profond avec votre parcours de yoga.

6. Incorporer la méditation : Envisagez d'intégrer des pratiques de méditation ou de pleine conscience dans votre routine de yoga sur chaise. Cela peut impliquer une simple conscience de la respiration, une méditation guidée ou des techniques de visualisation pour promouvoir la clarté mentale et le bien-être émotionnel.

7. Demandez conseil : Si vous débutez dans le yoga sur chaise ou si vous avez des problèmes de santé spécifiques, envisagez de demander conseil à un instructeur de yoga qualifié. Ils peuvent fournir des recommandations, des modifications et des ajustements personnalisés en fonction de vos besoins et objectifs individuels.

8. Restez hydraté et écoutez votre corps : N'oubliez pas de rester hydraté avant, pendant et après votre pratique. Écoutez les signaux de votre corps et respectez vos limites. Si quelque chose ne vous semble pas bien, n'insistez pas sur la douleur ou l'inconfort. Respectez

les limites de votre corps et faites preuve d'auto-compassion.

9. Journalisez vos progrès : Tenez un journal pour suivre votre parcours de yoga sur chaise, y compris vos expériences, vos idées, vos défis et vos progrès. Réfléchir à votre pratique peut approfondir votre conscience et votre compréhension de vous-même, tant physiquement que mentalement.

10. Partagez votre pratique : pensez à partager votre parcours de yoga sur chaise avec d'autres, que ce soit avec des amis, votre famille ou une communauté de soutien. Vous pouvez inspirer les autres à se lancer dans leur propre

voyage de yoga et créer un sentiment de connexion et de responsabilité.

N'oubliez pas que le yoga sur chaise est un voyage personnel et qu'il n'y a pas de bonne ou de mauvaise façon de le pratiquer. Faites confiance à votre propre processus, acceptez le voyage et profitez des bienfaits transformateurs du yoga sur chaise dans votre vie.

www.ingramcontent.com/pod-product-compliance
Lightning Source LLC
Chambersburg PA
CBHW070949250726
48663CB00002B/146